Apuntes de Cáncer

Disclaimer
La información contenida en el presente libro es el resultado de una amplia investigación bibliográfica y el resultado de la formación de los autores. Ante una eventualidad se recomienda acudir a personal especializado en la materia. Los capítulos son de exclusiva responsabilidad de sus autores.

Todos los Derechos reservados
Bold Publishers 2019
ISBN XXXXXXXXX

ÍNDICE DE AUTORES

Miguel Jacob Ochoa Andrade
Médico General por la Universidad Central del Ecuador
Médico Asistencial y Asistente en Investigación Centro de Investigación Biomédicas "CENBIO
Profesor de Morfofunción del propedéutico. Universidad Central del Ecuador
Cáncer de próstata

Cristhian Alexander Quinaluisa Erazo
Médico General por la Universidad Central del Ecuador
Médico en libre ejercicio
Osteosarcoma

Patricio Alejandro Abril López
Médico General por la Universidad Regional Autónoma de los Andes "Uniandes"
Médico General Hospital San José de Taisha - MSP
Melanoma

Hugo Alonso Jaramillo Castro
Médico General por la Universidad de Guayaquil
Diplomado en Medicina Estética y antiedad por la Universidad Jhon F Kennedy, Buenos Aires Argentina.
Médico en libre ejercicio
Carcinoma epidermoide de piel

Alvaro Adrián Molina Gaibor
Médico General por la Universidad de Guayaquil
Médico en libre ejercicio
Cáncer de cérvix

Alice Susana León Esteves
Médico General por la Universidad de Guayaquil
Médico en libre ejercicio

Susana Sumoy Esteves Diaz
Doctora de Medicina y Cirugía
Diplomado Superior en Diseño y Aplicación de Modelos Educativos,
Diplomado Superior en Modelos Educativos
Diploma Superior en Diseño y Gestión Curricular
Especialista en Cirugía General
Magister en Diseño y Evaluación de Modelos Educativos

Cursando estudios de PhD en Ciencias de la Salud en la Universidad Autónoma de Tumbes - Perú
Ex jefe de área HTMC
Ex General General del HTMC
Cirujano Tratante del Servicio de Urgencias HTMC
Docente de medio tiempo Universidad de Guayaquil Cátedra de Cirugía
Docente de medio tiempo Universidad Católica de Santiago de Guayaquil. Cátedra de Anatomía
Cirugía Oncológica

ÍNDICE DE CAPÍTULOS

I. Cáncer de próstata,   13
 Miguel Jacob Ochoa Andrade

II. Osteosarcoma,   25
 Cristhian Alexander Quinaluisa Erazo

III. Melanoma   35
 Patricio Alejandro Abril López

IV. Carcinoma epidermoide de piel   51
 Hugo Alonso Jaramillo Castro

V. Cáncer de cérvix   61
 Alvaro Adrián Molina Gaibor

VI. Cirugía oncológica   73
 Alice Susana León Esteves
 Susana Sumoy Esteves Diaz

I. CÁNCER DE PRÓSTATA

Miguel Jacob Ochoa Andrade

Introducción

El cáncer de próstata es una de las patologías con alta incidencia y una de las principales causas de mortalidad en el Ecuador, el conocimiento sobre los factores de riesgo son importantes para evitar el desarrollo o progresión del mismo; sin embargo, no es mandatorio el poseer uno o varios factores de riesgo para el desarrollo del cáncer prostático, existe la probabilidad que aún sin tener factores de riesgo evidentes, el desarrollo de cáncer de próstata puede existir.

¿Qué es la próstata?

Es una glándula anexa al aparato genital masculino, se encuentra situada en la pelvis, detrás del pubis, delante del recto y por debajo de la vejiga urinaria, por su parte interna atraviesa una porción de la uretra, denominándose uretra prostática. Como una de sus principales funciones es la producción de cierta parte del líquido seminal, mismo que contiene una sustancia denominada fosfatasa alcalina encargada de anular la acidez vaginal. (Báez, 2008)

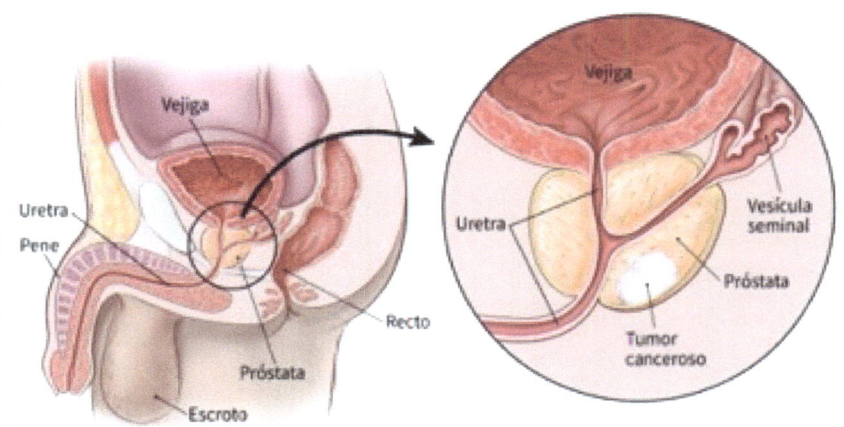

Ilustración 1. Localización de Próstata
Fuente: (American Cancer Society, 2016)

¿Qué es el cáncer de próstata?
El cáncer de próstata es una alteración patológica caracterizada por crecimiento descontrolado de sus células prostáticas quienes de forma irregular se dividen formándose un tejido llamado tumor o neoplasia. Para los tumores malignos generalmente se usa el término cáncer, mismos que de acuerdo a su agresividad pueden invadir tejidos cercanos a la próstata o propagarse a otros órganos del cuerpo humano. (Muñoz et al., 2019)

Cuál es la Epidemiología del cáncer de próstata?
El cáncer de próstata es uno de los problemas médicos actuales más importantes a los que se enfrenta la población masculina fundamentalmente en mayores de 50 años de edad. Las tasas estimadas de incidencia estandarizadas por edad hasta el 2018 para el cáncer de próstata, todas las edades fueron del 30,4-42,3 por 100000 habitantes.
América del Sur y gran parte de África los continentes con mayor incidencia de esta patología. Según el registro de tumores de SOLCA del 2014, existen reportes de incidencia y mortalidad ocupando el segundo lugar en residentes de Guayaquil, válido como estadística a nivel nacional por reunir los datos de las provincias con mayor población, con frecuencia más elevada en hombres de entre 70-74 años de edad. (Agency for Research on Cancer. WHO, 2018; SOLCA Matriz, 2014)

¿Cuáles son los factores de riesgo para el desarrollo del cáncer de próstata?
De acuerdo a revisión bibliográfica los factores de riesgo asociados según estudios epidemiológicos con mayor propensión a desarrollar cáncer de próstata se citan en la siguiente tabla.(Álvarez & De Los Ríos, 2008; Guías ESMO, 2017)

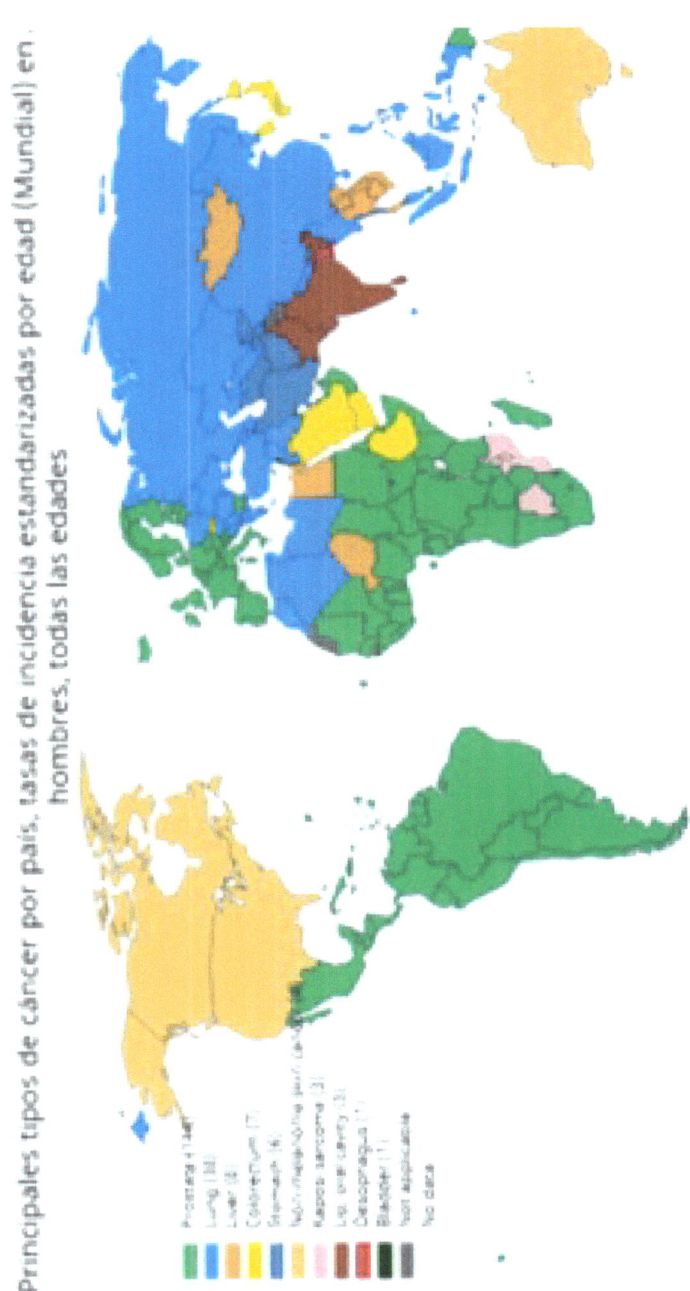

Ilustración II. Tasas de Incidencia de Cáncer de Próstata a nivel Mundial
Fuente: (Agency for Research on Cancer. WHO, 2018)

Factores de riesgo para cáncer de próstata

1. Edad avanzada: Edad media de 50 años

2. Etnia: Más frecuente en afroamericanos

3. Niveles séricos de testosterona elevados

4. Niveles de enzima 5 alfa reductasa

5. Actividad del receptor androgénico

6. Niveles elevados del factor de crecimiento similar a la insulina 1 (IGF-1)

7. Exposición al cadmio

8. Sobrepeso, sedentarismo

9. Consumo excesivo de grasas y alcohol

10. Carga genética: familiares con antecedentes de cáncer de próstata

¿Cuáles son las causas del cáncer de próstata?
Se considera que el cáncer de próstata es una patología multifactorial, en la cual participan factores hormonales, la raza, la calidad de vida, la alimentación, el ejercicio físico y la historia familiar de cáncer prostático. Aún se desconocen las causas precisas, sin embargo se han identificado varios factores de riesgo que se mencionaron previamente, los mismos que incrementan el desarrollo del cáncer de próstata, es importante saber que si tiene los factores de riesgo descritos no significa que vaya a padecer cáncer de próstata con seguridad. Igualmente, el no poseer un factor de riesgo no significa que nunca desarrolle cáncer.

A nivel anatómico e histológico de la próstata cabe resaltar que el ácino es la unidad funcional, el mismo que se encuentra conformado por células glandulares epiteliales mismas que producen y secretan el antígeno prostático específico (PSA) y la fosfatasa ácida, mismas que son evacuadas al momento de la eyaculación; así también el ácino prostático se encuentra conformado por células neuroendócrinas, células basales, macrófagos y linfocitos. La maduración y el crecimiento del epitelio prostático dependen de los niveles a nivel periférico de testosterona y su conversión a dihidrotestosterona por acción de la enzima 5 alfa reductasa. Finalmente para entender el crecimiento clonal de las células epiteliales alteradas en su genoma, existe una explicación fisiopatológica la misma que consiste en la unión de la dihidrotestosterona al receptor de andrógenos en las células prostáticas, unión que interactúa con secuencia de ADN específicas y se produce la alteración de la regulación celular. (Álvarez & De Los Ríos, 2008; Guías ESMO, 2017)

¿Cuál es la clínica del cáncer de próstata?
Gran parte de los pacientes con cáncer prostático que su afección se limita al órgano son asintomáticos. Sin embargo los pacientes pueden presentar síntomas urinarios obstructivos que se detallan en la siguiente tabla. (Savón, 2019)

Síntomas urinarios obstructivos

1. Chorro urinario intermitente

2. Chorro urinario con fuerza reducida

3. Interrupción del chorro urinario

4. Hematuria (presencia de sangre en la orina)

5. Hemospermia (presencia de sangre en el semen)

6. Edema en extremidades inferiores

7. Dolor pélvico o perineal

8. Disfunción eréctil

9. Dolor, ardor al orinar

Los síntomas 1, 2, 3, 8 y 9 suelen reflejar una enfermedad localmente avanzada, indica el crecimiento del tumor a nivel del cuello de la vejiga o la uretra sin ser necesariamente cáncer, mismos que pueden presentarse en la hipertrofia prostática benigna. Sin embargo, ciertos tumores prostáticos avanzados localmente pueden producir los síntomas 4 y 5; cuando existe afección mayor los pacientes pueden presentar clínicamente los síntomas 6 y 7. (Savón, 2019)

¿Cuáles son las consecuencias del cáncer de próstata en la salud?
Algunas de las consecuencias inevitables sobre la percepción de que los problemas de próstata es el envejecimiento, esto hace que en algunos casos dificulte su prevención, un diagnóstico oportuno y por ende un manejo efectivo. Según bibliografía revisada, la pérdida de masculinidad en los hombres sometidos a tratamiento por cáncer de próstata tiene un impacto significativo.

Clínicamente, el cáncer prostático, dependiendo de su agresividad puede llegar a diseminarse por diferentes vías (vía linfática o circulación sanguínea) a otros órganos del cuerpo denominándose metástasis, la cual puede llegar con más frecuencia a sistema óseo, ganglios linfáticos y pulmones, con mayor probabilidad de afección a la salud, poniendo en riesgo la vida del paciente. (Rivero & Berríos, 2016)

¿Cómo se diagnostica el cáncer de próstata?
La sospecha de cáncer prostático se diagnostica inicialmente realizando una buena historia clínica, un correcto examen físico al paciente como la realización de tacto rectal para diferenciar la consistencia de la próstata, sin embargo, para confirmar dicho diagnóstico es necesario realizar algunos exámenes complementarios como la toma de sangre periférica para determinar valores de antígeno prostático (PSA), dependiendo de sus valores la realización de biopsia prostática, en el caso de presentar valores alterados es indicativo de realizar seguimiento y solicitud de más exámenes complementarios como marcadores tumorales, placas radiológicas,

etc., para descartar posibles metástasis. (Guía de Práctica Clínica, 2018; Muñoz et al., 2019; Savón, 2019)

A continuación enumeramos las causas benignas de elevación del antígeno prostático (PSA) que se debe tener en cuenta ante la confirmación de sus valores y emisión de hipótesis diagnóstica para cáncer de próstata.

Causas benignas de elevación de PSA

1. Hiperplasia prostática benigna
2. Prostatitis aguda
3. Inflamación subclínica
4. Biopsia prostática previa
5. Cistoscopía
6. Resección transureteral de la próstata
7. Retención urinaria
8. Eyaculación
9. Examen digito rectal
10. Trauma perineal
11. Infarto prostático

¿Cómo se trata el cáncer de próstata?

El tratamiento del cáncer de próstata debe ser multidisciplinario, dependerá de varios factores como la salud general, el estado físico, el tamaño, localización y estadío del tumor. El trabajo en equipo de médicos urólogos, oncólogos, radioterapeutas, cirujanos y área de enfermería es primordial, mismos que comparten sus conocimientos y experiencia con la finalidad de brindar una buena atención al paciente. La participación en la toma de decisiones compartida entre médico-paciente es necesario para satisfacer las necesidades y sea un reflejo de la importancia y el apoyo del personal de salud hacia los pacientes.

Luego de la confirmación del diagnóstico de cáncer de próstata es importante el comunicar de una forma adecuada su pronóstico y seguimiento que se realizará a posteriori, así como la gama de exámenes y procedimientos para continuar con su tratamiento mismos que pueden variar dependiendo de la agresividad del tumor así se dispone de radioterapia, terapia hormonal, quimioterapia, cirugía de próstata, entre otros, a continuación se menciona las estrategias de tratamiento por etapas, dependiendo si la enfermedad es localizada,

Estrategias de Tratamiento por Etapas.

Enfermedad localizada

Bajo riesgo	Vigilancia activa
	Braquiterapia
	Prostatectomía radical
	Radioterapia radical
Riesgo medio	Vigilancia activa
	Braquiterapia
	Prostatectomía radical
	Radioterapia radical + tratamiento de supresión hormonal neoadyuvante
Alto riesgo	Terapia de supresión hormonal neoadyuvante + radioterapia radical + terapia de supresión hormonal adyuvante, prostatectomía radical + linfadenectomía pélvica

Enfermedad localmente avanzada

	Terapia de supresión hormonal neoadyuvante + radioterapia radical + terapia de supresión hormonal adyuvante, prostatectomía radical + linfadenectomía pélvica

Enfermedad metastásica

No expuestos a hormonas	Terapia de supresión hormonal
Resistente a castración (primera línea)	Uso de medicamentos antineoplásicos
Segunda línea (post Docetaxel)	Uso de medicamentos antineoplásicos

Referencias Bibliográficas
- Agency for Research on Cancer. WHO. (2018). Incidencia de Cáncer de Próstata. Retrieved from http://gco.iarc.fr/today/online-analysis-map?v=2018&mode=population&mode_population=continents&population=900&populations=900&key=asr&sex=1&cancer=27&type=0&statistic=5&prevalence=0&population_group=0&ages_group%5B%5D=0&ages_group%5B%5D=17&nb_items=5&group_cancer=1&include_nmsc=1&include_nmsc_other=1&projection=natural-earth&color_palette=default&map_scale=quantile&map_nb_colors=5&continent=0&rotate=%255B10%252C0%255D
- Álvarez, M., & De Los Ríos, E. (2008). Cáncer de próstata, 68(4), 250–259.
- American Cancer Society. (2016). Cáncer de Próstata.
- Báez, J. (2008). *Observación del aparato genital masculino. Laboratorio de Histología*. (Primera Ed). Quito, Ecuador.
- Guía de Práctica Clínica. (2018). Evidencias y Recomendaciones del Cáncer de Próstata.
- Guías ESMO. (2017). ¿Qué es el cáncer de próstata? Déjenos responder a algunas de sus preguntas. Retrieved from https://www.esmo.org/content/download/6628/115197/file/ES-Cancer-de-Prostata-Guia-para-Pacientes.pdf
- Muñoz, J., García Lope, J., Rull, G., María, T., Hernández, G., Cristina, A., ... Campos, M. R. (2019). Nuevos horizontes en el diagnóstico del cáncer de próstata., 1–18.
- Rivero, A., & Berríos, R. (2016). El cáncer de próstata y la construcción social de la masculinidad en Puerto Rico Prostate cancer and the social construction of masculinity in Puerto Rico, 6(1), 164–190.
- Savón, L. (2019). Cáncer de próstata: actualización, (1), 117–126.
- SOLCA Matriz. (2014). Registro de Tumores. Retrieved from http://www.estadisticas.med.ec/webpages/index.jsp

II. OSTEOSARCOMA

Cristhian Alexander Quinaluisa Erazo

Introducción

Dentro del sistema óseo, el osteosarcoma es el tumor de hueso maligno primario más frecuente y que tiene una alta probabilidad de presentar metástasis, es una patología poco frecuente en Ecuador, conocer sobre sus síntomas y factores de riesgo para evitar la progresión de la enfermedad es sumamente importante.

¿Qué es el sistema óseo?

El sistema óseo es el conjunto de huesos que forman el esqueleto. El ser humano dispone de un sistema óseo formado por 206 huesos que crecen y se desarrollan en la niñez y la adolescencia. (López-pousa & Garcia, 2011)

Cumple algunas funciones básicas entre las que se encuentran las siguientes: proporcionar estructura al cuerpo y dar fijación a varios músculos, favorecer el movimiento al proporcionar que los huesos trabajen como palancas cuando se fijan a ellos los músculos, preservar órganos internos como lo hacen las vértebras con la médula espinal y el cráneo con el cerebro, reservar minerales de elementos como el calcio y el fósforo, fabricar células sanguíneas como eritrocitos, leucocitos y plaquetas en la médula roja de algunos huesos.(Sperber, 2003)

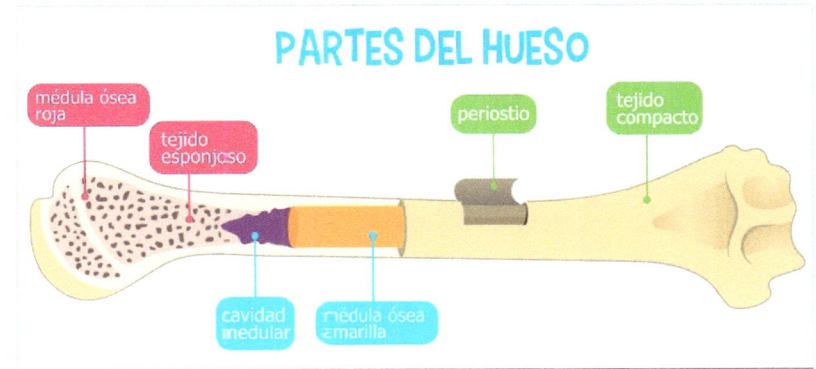

Ilustración 1. Partes del hueso
Fuente: (pixabay.com, n.d.)

Principales huesos del Sistema Óseo

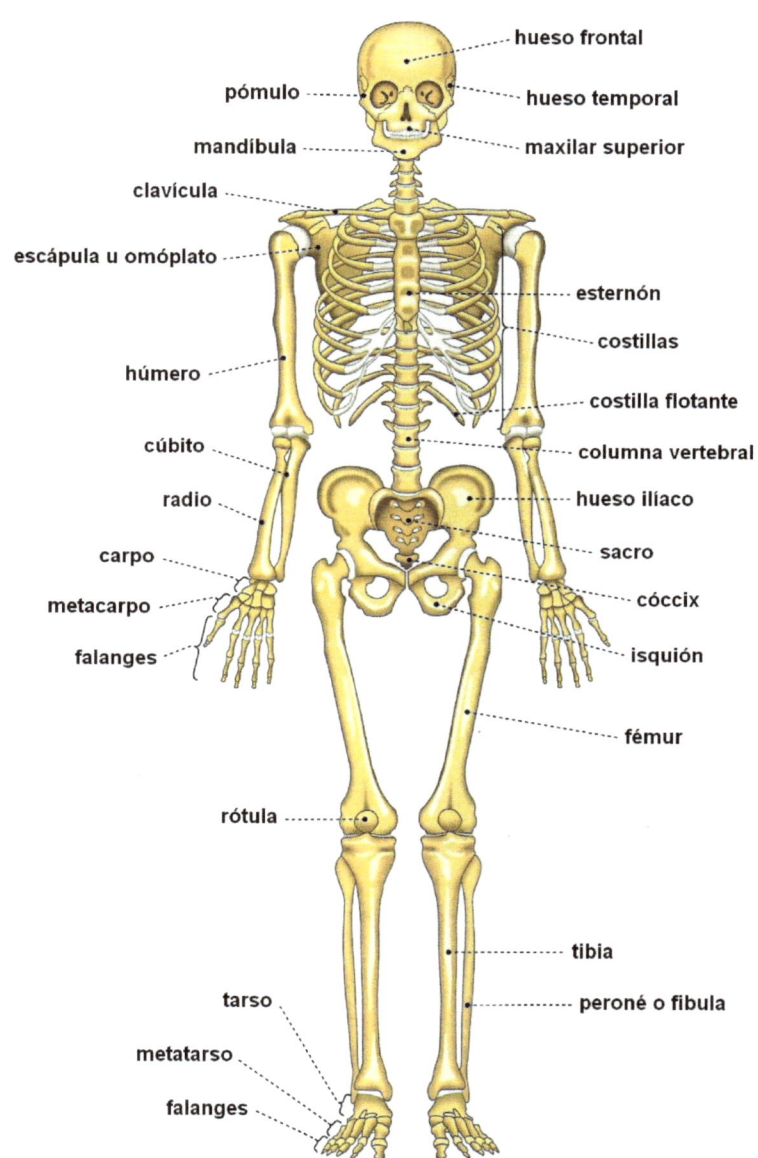

Ilustración 2. Sistema Óseo
Fuente: (pixabay.com, n.d.)

¿Qué es el osteosarcoma?
El osteosarcoma es un tipo de tumor maligno formado por células productoras de hueso, puede afectar cualquier hueso, pero se localiza de forma más frecuente en los huesos largos.

¿Cuál es la Epidemiología del osteosarcoma?
El cáncer de hueso abarca de un 3-5% de los tumores más frecuentes en la infancia, a diferencia del 1% que ocurre en el adulto. Los osteosarcomas localizados tienen una sobrevida en 5 años de aproximadamente un 80%. Se describen dos picos de incidencia: los jóvenes de 0 a 24años y los adultos mayores a 60 años. Esto es importante, ya que cada uno tiene un porcentaje de incidencia diferente.

Se ha demostrado que el osteosarcoma es más frecuente en hombres, sin embargo las mujeres se ven afectadas a edades más tempranas. Por lo que el pico en varones se encuentra en edades entre los 15-19 años y las mujeres entre los 10-14 años. (Armas & Cordero, 2018)

Según el registro de tumores de SOLCA en el año 2014 la prevalencia de cáncer en sistema óseo en mujeres fue del 0,5% y en hombres fue 0,7% (SOLCA Matriz, 2014)

¿Cuáles son los factores de riesgo para el desarrollo del cáncer en sistema óseo?
De acuerdo a revisión bibliográfica, existen varios factores de riesgo que predisponen al desarrollo de osteosarcoma citados a continuación en la siguiente tabla. (GPC.México, 2013)

Factores de riesgo para desarrollo de Osteosarcoma

1. Individuos con talla alta
2. Pico de crecimiento en adolescencia
3. Exposicion a radiación ionizante
4. Retinoblastoma hereditario
5. Asociacion a entidades de etiología viral
6. Mutaciones genéticas
7. Enfermedad de Paget
8. Sindrome de Li-Fraumeni

¿Cuáles son las causas del osteocondroma?
La etiología del osteosarcoma es desconocida y se propone que sea multifactorial, existen pocas enfermedades asociadas a la aparición de osteosarcoma, entre ellas el retinoblastoma, síndrome de Li-Fraumeni. Las anormalidades cromosómicas se describen hasta en un 70% de los osteosarcomas. La mayoría se presentan con mutaciones en el gen RB1, asociado al gen del retinoblastoma hereditario y en el TP53, que se asocia al síndrome de Li-Fraumeni. En los pacientes con retinoblastoma hereditario se presenta con un segundo tumor del cual en un 60% de los casos son osteosarcomas que no solo aparecen dentro del campo de radiación de la enfermedad primaria, sino también, en las metáfisis de los huesos largos; los pacientes con retinoblastoma esporádico, tiene un riesgo mucho menor de desarrollar osteosarcomas en comparación con los pacientes con la enfermedad hereditaria (Armas & Cordero, 2018)

¿Cuál es la clínica del osteosarcoma?
Los síntomas más frecuentes de los sarcomas óseos son dolor y/o aparición de un bulto en una localización ósea. Habitualmente los síntomas se han venido desarrollando durante varios meses, con variaciones a lo largo del tiempo. Es frecuente que exista un antecedente de traumatismo o sobrecarga ósteo-muscular, aunque no como causa, sino como precipitante de los síntomas. La exploración

física puede detectar un bulto y ayudar a anticipar qué estructuras anatómicas pueden estar afectadas localmente por el tumor (por ejemplo, nervios, músculos, vasos sanguíneos). (J. López, 2017)

¿Cuáles son las consecuencias del osteosarcoma en la salud?
En el momento de su presentación, el osteosarcoma suele estar confinado al sitio de origen en un 80-85% de los casos, pero sin tratamiento adyuvante la mayoría de los pacientes fallece por enfermedad metastásica. Los osteosarcomas son tumores muy agresivos localmente, con un patrón de diseminación predominantemente hemático. Las localizaciones metastásicas mas frecuentes son las pulmonares (90%) y las óseas, en el mismo hueso (skip lesions, en un 3% de los casos) o a distancia, siendo muy poco frecuentes las linfáticas.(L. López, 2010)

¿Cómo se diagnostica el osteosarcoma?
El diagnostico vendrá dado principalmente por la sintomatología, se debe realizar una historia clínica y un examen físico completo a estos pacientes. Además de la realización de exámenes complementarios que apoyan su diagnostico como analítica con hemograma y perfil bioquímico, incluyendo calcio y fósforo.

Estudios locales como radiografía del área afectada, es el estudio inicial más útil para evaluar el tumor, la primera manifestación radiológica es la perdida de patrón ósea trabecular normal; también se presenta un patrón en "sol naciente" o aspecto moteado, que se debe a la neo formación ósea que se produce perpendicular al eje del hueso, otro cambio ósea característico es el Triángulo de Codman que tiene lugar por una reacción del periostio. (ILUSTRACION 3). La resonancia magnética indica afectación y extensión a tejidos blandos adyacentes y junto con la tomografía aportan afectación vascular, nerviosa y del canal medular. (López-pousa & Garcia, 2011)

La confirmación diagnóstica se realizará con una biopsia y estudio anatomopatologico de la tumoración.

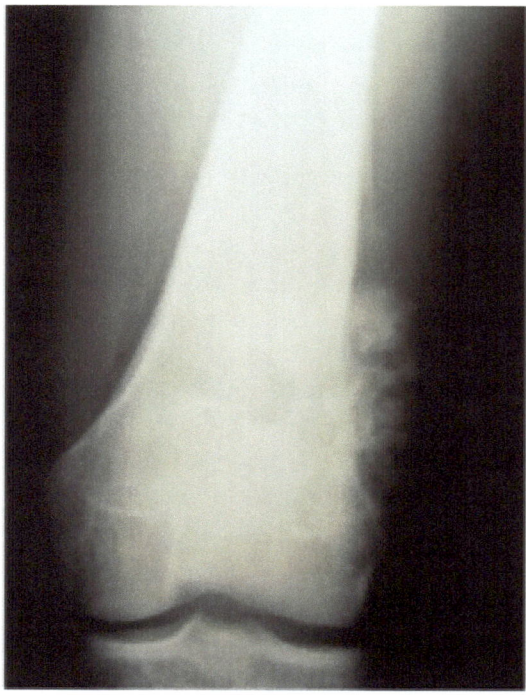

Ilustración 3. Osteosarcoma de fémur distal, Triangulo de Codman Proximal y reacción periostica perpendicular en cepillo
Fuente: (Sánchez-torres et al., 2015)

¿Cómo se trata el Osteosarcoma?

El osteosarcoma hoy es el paradigma del tratamiento multimodal exitoso, lo que quiere decir que requiere la intervención de varios especialistas. Hoy en dia el tratamiento se lo realiza con quimioterapia previo a cirugía y posterior a ella, en estos pacientes para una ablación completa del tumor, el procedimiento quirúrgico dependerá de la localización y extensión del tumor primario. (Majo, 2010)

En la actualidad, la quimioterapia neoadyuvante permite alcanzar una supervivencia a los 5 años del 60 al 70%, en contraste con los índices del 10 al 15% previos al uso de quimioterapia. El tratamiento multimodal permite, bajo ciertas condiciones, resecar el tumor primario sin necesidad de amputación, lo que sin duda se traduce en una mejor calidad de vida. (*bookmedico.blogspot.com*, n.d.)

Referencias Bibliográficas
- Armas, L. De, & Cordero, C. (2018). TEMA 3-2018 :
- *bookmedico.blogspot.com.* (n.d.).
- GPC.México. (2013). Osteosarcoma, 1–52.
- López-pousa, A., & Garcia, X. (2011). OSTEOSARCOMA DEL ADULTO Guía de buena práctica clínica, (November).
- López, J. (2017). Sarcomas óseos. Retrieved from https://seom.org/es/informacion-sobre-el-cancer/info-tipos-cancer/104131-sarcomas-oseos?showall=1
- López, L. (2010). *Conociendo Nuestro Cuerpo.*
- Majo, J. (2010). Revista Española de Cirugía Ortopédica y Traumatología Tratamiento del osteosarcoma . Revisio ́ n, *54*(5), 329–336. https://doi.org/10.1016/j.recot.2010.05.006
- Sánchez-torres, L. J., Rascón, O., Ruiz, A., Alberto, E., Domínguez, R., & Santos, M. (2015). Caracterización epidemiológica y radiológica del osteosarcoma, *14*(4), 196–203.
- SOLCA Matriz. (2014). Osteosarcoma. Retrieved from http://www.estadisticas.med.ec/webpages/reportes/Grafico1-3.jsp
- Sperber, G. H. (2003). Book Review: Craniofacial Development, Growth and Evolution. *The Cleft Palate-Craniofacial Journal*, *40*(2), 219–219. https://doi.org/10.1597/1545-1569_2003_040_0219_cdgae_2.0.co_2

III. MELANOMA

Patricio Alejandro Abril López

Introducción

El cáncer de piel, a nivel general, presenta una gran frecuencia, sin embargo puede variar en dependencia del tejido tegumentario del cáncer. El melanoma causa la mayoría de las muertes por cáncer de piel. Condicionado por muchos factores de riesgo, algunos relacionados con el estilo de vida. En el Ecuador el melanoma es una enfermedad con alta incidencia, su hallazgo oportuno y la identificación de los factores de riesgo es importante para evitar su propagación elevando la sobrevida de las personas afectadas y favoreciendo el resultado terapéutico; sin embargo, en ocasiones el diagnóstico es tardío. Actualmente su aparición se ha fijado en pacientes adultos jóvenes y con gran probabilidad de metástasis, lo cual constituye una preocupación en el ámbito de la salud. ("Melanoma: epidemiology, risk factors, pathogenesis, diagnosis and classification. - PubMed - NCBI", s/f)

¿Qué es la piel?

La piel es uno de los órganos más grandes del cuerpo humano, actúa como barrera de protección del medio externo y de posibles infecciones. Además de receptar las sensaciones de temperatura, el tacto y el dolor. Para entender cómo aparece el cáncer de piel, es necesario entender este órgano. Las características de la piel no son uniformes en todo el cuerpo. Además su grosor varía según su localización. (National Cancer Institute, 2016)

La piel se encuentra formada por tres capas, la epidermis, dermis y la hipodermis. La epidermis se encuentra conformada por tipos de células:

- *Células escamosas:* Es la capa más externa que está en continua descamación y reemplazan continuamente.
- *Células basales:* Se encuentran debajo de las células escamosas.
- *Melanocitos*: Forman la melanina, que es el pigmento que da color a la piel. En este tipo de células en donde se forma el melanoma. (National Cancer Institute, 2016)

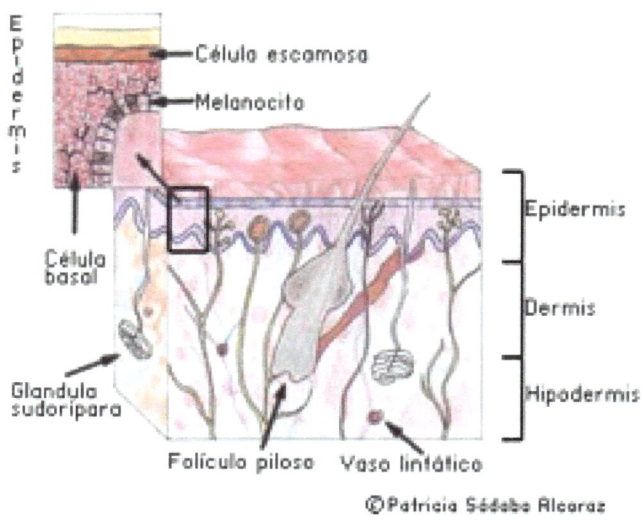

Ilustración I. Anatomía de la piel
Fuente: (National Cancer Institute, 2016)

¿Qué es el melanoma?
Melanoma es un tipo de cáncer de piel, que surge de los melanocitos, que son células productoras de pigmento, que mutan y se vuelven cancerosas. El melanoma, también llamado melanoma maligno, se desarrolla a partir de las células que contienen pigmento conocidas como melanocitos. Básicamente ocurre en la piel (95%) y rara vez en la boca, los intestinos o los ojos (5%). Las personas con menor nivel de pigmentación se ven más fácilmente afectadas por el melanoma.

Cuando las células tumorales, con capacidad de invadir los tejidos sanos de alrededor y de alcanzar órganos alejados e implantarse en ellos se originan partir de los melanocitos, hablamos de melanoma. ("Melanoma | Dermatology 2019", s/f)

El melanoma se divide en cuatro tipos según sus rasgos clínicos y anatomopatológico.

Los cuatro principales son:

1. Melanoma de extensión superficial.- Más frecuente en personas de raza blanca. Se produce en cualquier punto de la piel. Se estima su aparición de 30 a 50 años. Se caracteriza por ser plano y tener una coloración negro y marrón.

2. Lentigo maligno melanoma.- Con mayor frecuencia se presenta en personas de edad avanzada. En las personas con un daño considerable en la piel. Las áreas de piel anormal generalmente son grandes, planas y de color marrón con áreas de color café.

3. Melanoma lentiginoso acro.- No es tan común y generalmente se localiza en las palmas de las manos y pies, incluso debajo de las uñas, es más frecuente en personas de la raza negra.

4. Melanoma nodular.- Se localiza habitualmente en el tronco, cabeza o cuello, en torno a los 50-60 años. Caracterizado por presentar un área elevada de color azul-negro oscuro o rojo-azulado, aunque puede no tener ningún color.

("Cáncer de Piel: Todo lo que Necesitas Saber | AECC", s/f)

¿Cuál es la Epidemiología del melanoma?

El melanoma actualmente se ha convertido en un problema de salud, con un crecimiento acelerado en los países desarrollados, relacionado directamente con la exposición solar por motivos estéticos y de ocio. Aunque el melanoma representa el 4 % de todos los tumores malignos de la piel, es el responsable de 80% de las muertes por este tipo de tumor.(Rastrelli, Tropea, Rossi, & Alaibac, 2014)("Cáncer de piel (incluye el melanoma) —Versión para profesionales de salud - Instituto Nacional del Cáncer", s/f).

En América del Norte en el 2019 se ha estimado un promedio de 96,480 casos nuevos con 7230 defunciones por melanoma. Actualmente se diagnostican unos 160.000 casos al año en todo el mundo (79.000 hombres y 81.000 mujeres). Representando aproximadamente el 1,5% de los tumores en ambos sexos. En Europa es más frecuente entre las mujeres, al contrario que en el resto del mundo. La mayor incidencia se registra en países con fuerte irradiación solar y con una población blanca no autóctona, lo que sucede en Australia, Nueva Zelanda, USA y Sudáfrica. Según el registro de tumores de SOLCA del 2014, se encuentra dentro de los cinco cánceres con mayor incidencia, ocupando el segundo lugar ("Cáncer de Piel: Todo lo que Necesitas Saber | AECC", s/f) ;"Melanoma of the Skin - Cáncer Stat Facts," 2019.)

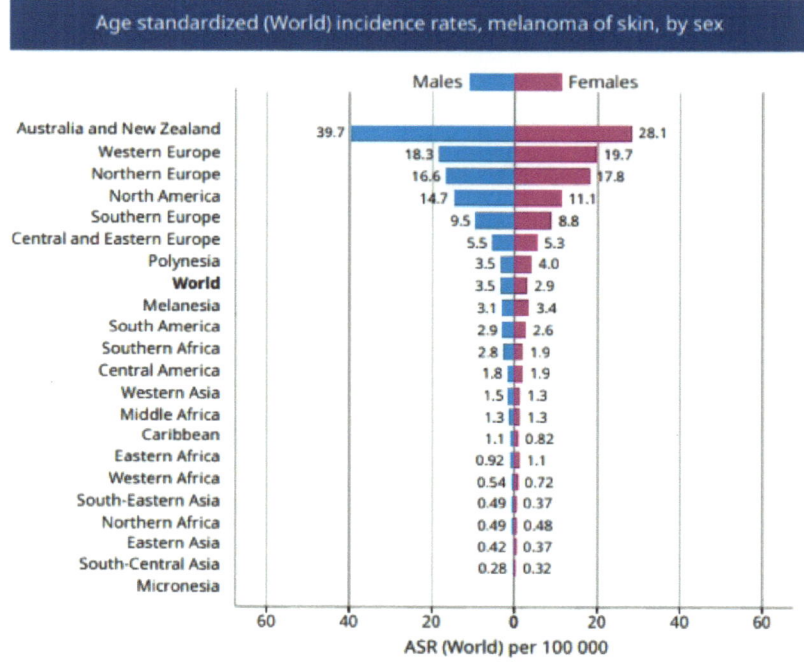

Figura 1.
Tasas de incidencia estandarizadas por edad (mundiales), melanoma de piel, por sexo
Fuente: (*Melanoma of skin Source: Globocan 2018*, 2018)

¿Cuáles son los factores de riesgo para el desarrollo melanoma?
Aunque existen numerosas causas que pueden generar un melanoma, el factor de riesgo más común es la exposición a las radiaciones ultravioletas, o a otras fuentes artificiales, como las lámparas bronceadoras. Aunque, cualquier persona puede desarrollar cáncer de piel. No obstante, los que más riesgo corren son personas de piel clara, cabello rubio o pelirrojo y ojos azules o verdes. Además el personal que trabajan al exterior y no se protegen adecuadamente es más susceptibles a desarrollar un cáncer de piel. (National Cancer Institute, 2016)

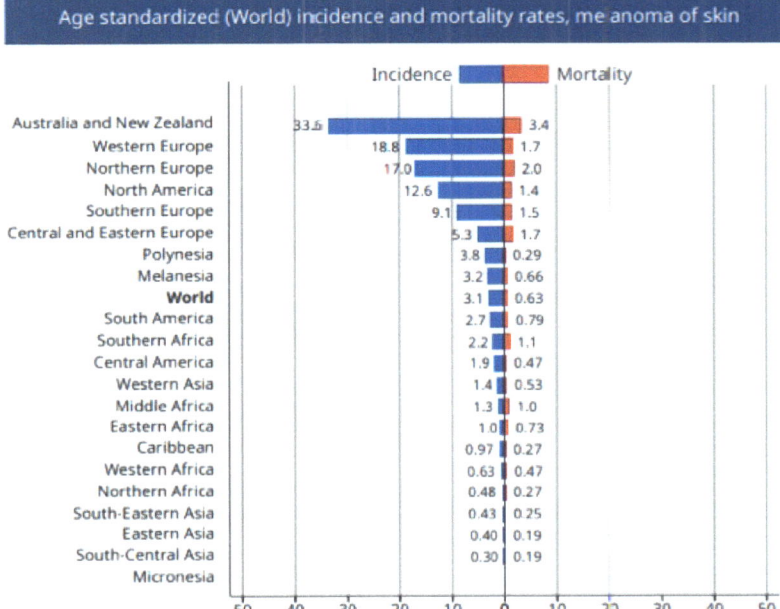

Tasas de incidencia y mortalidad estandarizadas por edad (mundo), melanoma de piel
Fuente: (*Melanoma of skin Source: Globocan 2018*, 2018)

Factores de riesgo

Edad.- posee más frecuente en adultos entre los 30 y los 60 años, con una media de 50 años. En niños es raro y, en la mayoría de los casos tiene un aspecto benigno, sin metástasis.

Género.- Los hombres tienen aproximadamente 1,5 veces más probabilidades de desarrollar melanoma que las mujeres, mientras que, según otros estudios, la diferente prevalencia en ambos sexos debe analizarse en relación con la edad: la tasa de incidencia de melanoma es mayor en mujeres que en hombres hasta que alcanzan la edad de 40 años. a los 75 años, la incidencia es casi 3 veces mayor en hombres que en mujeres.

Factor racial.- existe una mayor incidencia en personas rubias, pelirrojas y de ojos claros. Los pacientes de raza negra tienen una incidencia 10 veces menor que los de raza blanca.

Factores genéticos.- la herencia juega un papel importante. El riesgo es mayor si un pariente de primera línea padece melanoma.

Aproximadamente el 10% de todas las personas con melanoma tienen antecedentes familiares de melanoma. Esto puede ser causado por un estilo de vida inadecuado, o una mutación genética.
Situación demográfica/luz solar.- La exposición solar y el melanoma está muy bien descrita, siendo más frecuente en las zonas cercanas al Ecuador. Tampoco existen dudas de que la radiación ultravioleta es un factor de riesgo para los nevus y melanoma. El bronceado artificial produce el doble de irradiación que aquellas que se exponen a luz solar.
Inmunosupresión.- El uso crónico de esteroides, el sida y el tratamiento inmunosupresor por trasplantes de órganos, también aumentan la incidencia de los carcinomas cutáneos.
Enfermedades inflamatorias o lesiones inflamatorias de larga duración.- existen varias enfermedades de la piel que se consideran precancerosas como: xeroderma pigmentosum, epidermodisplasia verruciforme y albinismo. Incluso la infección por el papiloma virus, puede aumentar todavía más la probabilidad de tener un carcinoma epidermoide de la piel.
Fototipos de la Piel.- el fototipo es la capacidad que presenta una persona de adaptación a la radiación UV, en otras palabras en la característica que determina si una piel se broncea o se quema y en qué grado lo hace. El color de la piel, pelo y cabello es importante para determinar el riesgo de cáncer de piel y melanoma ante la exposición inadecuada del sol.

Fototipo	Acción del sol sobre la piel	Característica pigmentarias
I	Presenta intensa quemaduras solares, con escasa pigmentación y se descama de forma ostensible.	Personas de piel muy clara, ojos azules, pelirrojos y con pecas en la piel.
II	Se quema con fácil e intensamente, pigmenta ligeramente y descama de forma notoria	Personas de piel clara, pelo rubio, ojos azules y pecas, cuya piel no está expuesta habitualmente al sol, es blanca
III	Se quema moderadamente y se pigmenta correctamente	Razas caucásicas de piel blanca que no está expuesta habitualmente al sol
IV	Piel clara, similar al III, pero que en unos pocos días adquiere pigmentación. Pelo castaño oscuro	Personas de piel morena o ligeramente amarronada, con pelo y ojos oscuros
V	Requiere exposición solar muy intensa, pigmenta con facilidad e intensidad	Personas de piel amarronada(hispanos, árabes, amerindios)
IV	No se queman, pigmentan intensamente	Razas Negras

Tabla 1. Tipos de Fototipo
Fuente: ("Cáncer de Piel: Todo lo que Necesitas Saber | AECC", s/f)

¿Cuáles son las causas del melanoma?

Los melanocitos producen melanina, un pigmento responsable del color de la piel y del cabello. Varias causas se encuentran descritas, considerando al melanoma una patología multifactorial, donde participan varios factores: hormonales, raza, calidad de vida, situación geográfica, edad y los antecedentes familiares. Aún se desconocen las causas precisas, sin embargo se han identificado varios factores de riesgo, uno es el fenotipo determinado genéticamente (I-II) y su exposición a la radiación UV y el ser portador de múltiples nevos. (Ribero, Glass, & Bataille, 2016)

Melanoma significa tumores melánicos o pigmentados. A pesar de que la mayoría de los melanomas se originan en la piel, por ejemplo en el tronco o en las extremidades, también pueden aparecer en otras superficies del cuerpo. Cuando el melanoma comienza en la piel, la enfermedad se denomina melanoma cutáneo. Aunque estos dos tipos de cáncer de la piel son los más frecuentes, afortunadamente no representan más del 0,1% de las muertes. Suelen aparecer en personas de piel clara que han estado expuestos durante mucho tiempo al sol. (National Cancer Institute, 2016)

¿Cuál es la clínica del melanoma?

Los síntomas del melanoma por lo general no son dolorosos. La primera señal del melanoma con frecuencia es un cambio en el tamaño, forma, color, o sensación de un lunar existente. Los melanomas también pueden aparecer como un lunar nuevo, negro, o anormal. Los síntomas son el resultado del crecimiento incontrolable de células cancerosas. Es importante recordar que la mayoría de personas tienen lunares, y casi todos los lunares son benignos. En la localización de las lesiones influyen las zonas expuestas a los rayos UV. ("Prevención del cáncer de piel (PDQ®)–Versión para profesionales de salud - Instituto Nacional del Cáncer", s/f)

Los signos tempranos que indican una transformación maligna de un nevo son los siguientes:

- Pigmentación oscura o variable.
- Prurito.
- Aumento de tamaño o aparición de lesiones satélites.
- Ulceraciones o hemorragias (signos tardíos).

La regla del ABCDE nos puede ayudar a distinguir un lunar normal de un melanoma:

Regla del ABCDE

A	Asimetría	Una mitad no es como la otra
B	Bordes	La lesión o tumor tiene bordes irregulares
C	Color	Variado no homogéneo como de marrón a negro
D	Diámetro	Lesión sospechosa mayor a 6 mm

Tabla 2. Regla del ABCDE
Fuente: ("Cáncer de Piel: Todo lo que Necesitas Saber | AECC", s/f)

¿Cuáles son las consecuencias del melanoma en la salud?
El melanoma como ya hemos visto es un tipo de cáncer de piel, con una alta mortalidad. Su agresividad es mucho mayor en comparación con los otros tipos, por eso su alto índice de metástasis es un punto a tener en cuenta. Su diseminación es mucho más rápida, llegando a comprometer otros órganos causando la muerte. Este tipo de cáncer de piel se asocia a las quemaduras solares intensas, con formación de ampollas, por lo cual hay que tratar de evitar estas lesiones. Ya que estas no solo afectan a la salud física sino emocional del huésped trayendo mayor consecuencias.

Las secuelas de la cirugía del melanoma igualmente dependerán de la localización y del área de superficie cutánea que afecte. La principal secuela es la cosmética. En la extirpación del melanoma los resultados pueden ser favorables y estéticamente favorables, aunque existen casos en los que se recurre a injerto o colgajos cutáneos, por lo que la alteración estética es mayor. ("Tratamiento del cáncer de piel tipo melanoma", s/f)

¿Cómo se diagnostica el melanoma?

La sospecha de melanoma se diagnostica inicialmente realizando una buena historia clínica y un correcto examen físico al paciente. Ante una lesión sospechosa de cáncer, se realizaran una serie de pruebas para su diagnóstico:

Test de autoexploración de la piel.- ante la sospecha de una lesión, se puede examinar la piel uno mismo siguiendo diferentes pasos. La realización de una autoexploración de la piel de forma periódica es importante ya que al conocer las manchas o nevus, se podrá su detección precoz otorgara un mejor pronóstico. ("Prevención del cáncer de piel (PDQ®) –Versión para profesionales de salud - Instituto Nacional del Cáncer", s/f)

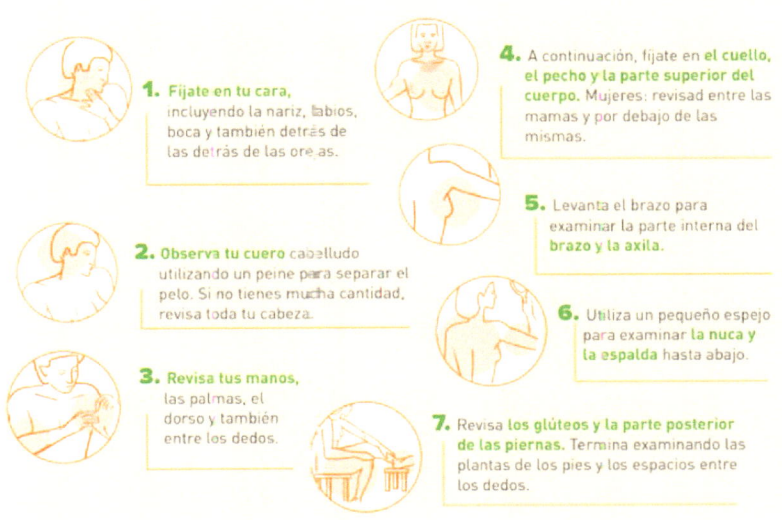

Ilustración 2. Autoexploración de la piel
Fuente: ("Cáncer de Piel: Todo lo que Necesitas Saber | AECC", s/f)

La regla del ABCDE nos puede ayudar a distinguir un lunar normal de un melanoma:
- A: Asimetría
- B: Bordes irregulares
- C: Color
- D: Diámetro
- E: Evolución

El examen en la piel nos servirá para detectar lunares, manchas de nacimiento u otras áreas pigmentadas con aspecto anormal. Además de revisar las regiones ganglionares próximas a la lesión sospechosa.
Biopsia.- consiste en tomar una muestra de la lesión sospechosa. Si es posible la extirpación total será considerada. El resultado de la biopsia debe incluir qué tipo de tumor, nivel de profundidad de la invasión tumoral y determinar si los márgenes de resección son adecuados.(National Cancer Institute, 2016)

Diagnóstico clínico visual.- Su importancia recalca en la sospecha, aunque la biopsia será la prueba diagnóstica definitiva. La dermatoscopía es una técnica de visualización muy usada por los dermatólogos, permite encontrar en la gran mayoría de las ocasiones signos característicos para cada tumor. ("Prevención del cáncer de piel (PDQ®) –Versión para profesionales de salud - Instituto Nacional del Cáncer", s/f)

¿Cómo se trata el melanoma?
Su tratamiento dependerá de la estatificación de su cáncer y de la evaluación del riesgo. Los tratamientos del melanoma van desde la cirugía a la inmunoterapia. Cuando un melanoma es descubierto en su estadio inicial y extirpado debidamente las perspectivas son excelentes. En realidad, los pacientes con melanoma en su estadio inicial pueden tener tasas de supervivencia tan altas como el 95%. Pero cuando el melanoma ha dado metástasis, la tasa de supervivencia es menor, lo cual pone en evidencia el desafío de los clínicos para hallar maneras de controlar mejor las formas avanzadas de esta neoplasia maligna.("Tratamiento del cáncer de piel tipo melanoma", s/f)

Tipos de tratamientos para acabar con el melanoma.
Se usan cinco tipos de tratamiento estándar:
1. Cirugía
2. Quimioterapia
3. Radioterapia
4. Inmunoterapia
5. Terapia dirigida

1.- Cirugía

Es el tratamiento primordial del melanoma y consiste en la resección del tumor con márgenes libres, en función de la profundidad del propio tumor. Por márgenes libres se entiende a márgenes de piel sana y normal que rodea los bordes del cáncer. Se recomienda realizarlo cuando el espesor del tumor primario sea grande. Si el ganglio está sano, entonces lo más probable es que el resto de ganglios estén sanos, por lo que no se recomienda extirparlos. Si el ganglio centinela es positivo se debe realizar la extirpación de los ganglios regionales. En la mayoría de los pacientes con metástasis a distancia de melanoma, el tratamiento debe orientarse a preservar la calidad de vida y a prolongarla en lo posible. La cirugía también tiene un papel en la paliación de los síntomas que producen estas lesiones. ("Tratamiento del melanoma (PDQ®) –Versión para pacientes - Instituto Nacional del Cáncer", s/f)

2.- Inmunoterapia

La inmunoterapia o terapia biológica en melanoma ha supuesto una de las grandes líneas de investigación en esta enfermedad y continúa siéndolo. La inmunoterapia se basa en que la reacción del sistema inmune del paciente con melanoma puede frenar el avance de la enfermedad. La inmunoterapia se basa en la estimulación del propio sistema inmunológico del paciente para que sea capaz de reconocer y eliminar las células tumorales. La combinación de la inmunoterapia con la quimioterapia puede aumentar la eficacia de este tratamiento. El problema de estos medicamentos es que no son inocuos y muchos pacientes no pueden tolerar sus efectos secundarios: cansancio, fiebre, cefalea, dolores musculares, irritabilidad, etcétera. ("Tratamiento del melanoma (PDQ®) –Versión para pacientes - Instituto Nacional del Cáncer", s/f)

3.- Quimioterapia

En general, la quimioterapia como tratamiento único no es muy eficaz contra el melanoma, a diferencia de otros tumores. Los pacientes con metástasis no subsidiarias de tratamientos locales (cirugía o radioterapia) pueden recibir terapias paliativas con inmunoterapia sola o asociada a quimioterapia con resultados favorables. ("Tratamiento del cáncer de piel tipo melanoma", s/f)

4.- Radioterapia

La radioterapia es en la actualidad, una de las terapias oncológicas más empleadas en el tratamiento de los tumores malignos. Está indicada en aquellos pacientes con afectación ganglionar por melanoma o en aquellos pacientes con metástasis o para paliar los síntomas que las metástasis pueden ocasionar en el cerebro o en la médula espinal. ("Tratamiento del cáncer de piel tipo melanoma", s/f)

5.- Terapia dirigida

La terapia dirigida es un tipo de tratamiento para el que se utilizan medicamentos u otras sustancias a fin de atacar células cancerosas. Encontrándose que la terapia dirigida causa menos daño que la quimioterapia o la radiación. Se describe tres tipo de terapia dirigida usadas contra el melanoma. ("Tratamiento del cáncer de piel tipo melanoma", s/f)

1. Terapia con inhibidores de la transducción de señales:
2. Terapia vírica
3. Inhibidores de la angiogénesis

Seguimiento y revisiones

Aunque se realice una extirpación completa del tumor existe riesgo de que el melanoma reaparezca en la misma zona, en los ganglios y órganos aledaños. Es así que una revisión periódica con su médico es necesario que los pacientes con melanoma realicen, en dependencia de su gravedad el médico recomendará con qué frecuencia debe hacerse el seguimiento. Finalmente, cabe destacar que la mayoría de los cánceres de piel son totalmente prevenibles, es importante que el propio paciente se vigile los lunares nuevos o cambios en lunares ya conocidos. Recomendando evitar la exposición solar y emplear protectores solares de alto índice y evitar al mismo tiempo los horarios de mayor radiación. ("Melanoma cutáneo: algunas consideraciones actuales", s/f)

Referencias bibliográficas
- Cáncer de Piel: Todo lo que Necesitas Saber | AECC. (s/f). Recuperado el 29 de octubre de 2019, de https://www.aecc.es/es/todo-sobre-cancer/tipos-cancer/cancer-piel
- Cáncer de piel (incluye el melanoma) —Versión para profesionales de salud - Instituto Nacional del Cáncer. (s/f). Recuperado el 29 de octubre de 2019, de https://www.cancer.gov/espanol/tipos/piel/pro
- Melanoma: epidemiology, risk factors, pathogenesis, diagnosis and classification. - PubMed - NCBI. (s/f). Recuperado el 29 de octubre de 2019, de https://www.ncbi.nlm.nih.gov/pubmed/25398793
- Melanoma | Dermatology 2019. (s/f). Recuperado el 1 de noviembre de 2019, de https://dermatology.euroscicon.com/events-list/melanoma
- Melanoma cutáneo: algunas consideraciones actuales. (s/f). Recuperado el 29 de octubre de 2019, de http://scielo.sld.cu/scielo.php?script=sci_arttext&pid=S1029-30192019000100146
- Melanoma of skin Source: *Globocan 2018*. (2018). Recuperado de http://gco.iarc.fr/today
- National Cancer Institute. (2016). Melanoma Treatment–Health Professional Version (PDQ®). En *National Institute of Health*. Recuperado de http://www.cancer.gov/types/skin/hp/melanoma-treatment-pdq
- Prevención del cáncer de piel (PDQ®)–Versión para profesionales de salud - Instituto Nacional del Cáncer. (s/f). Recuperado el 29 de octubre de 2019, de https://www.cancer.gov/espanol/tipos/piel/pro/prevencion-piel-pdq
- Rastrelli, M., Tropea, S., Rossi, C. R., & Alaibac, M. (2014, noviembre 1). Melanoma: Epidemiology, risk factors, pathogenesis, diagnosis and classification. *In Vivo*, Vol. 28, pp. 1005–1012. International Institute of Anticancer Research.

- Ribero, S., Glass, D., & Bataille, V. (2016). Genetic epidemiology of melanoma. *European Journal of Dermatology*, *26*(4), 335–339. https://doi.org/10.1684/ejd.2016.2787
- Tratamiento del cáncer de piel tipo melanoma. (s/f). Recuperado el 29 de octubre de 2019, de https://www.cancer.org/es/cancer/cancer-de-piel-tipo-melanoma/tratamiento.html
- Tratamiento del melanoma (PDQ®) –Versión para pacientes - Instituto Nacional del Cáncer. (s/f). Recuperado el 29 de octubre de 2019, de https://www.cancer.gov/espanol/tipos/piel/paciente/tratamiento-melanoma-pdq
- SOLCA Matriz. (2014). Registro de Tumores.

IV. CARCINOMA EPIDERMOIDE DE PIEL

Hugo Alonso Jaramillo Castro

Introducción

Es un tumor maligno de la piel, supone uno de cada cinco de los tumores malignos de la piel. Surge porque las células de su capa más externa, la epidermis, o tejidos anexos crecen sin control, originando lo que llamamos un tumor. En general da origen a una lesión cutánea verrugosa, a veces vegetante. Con frecuencia localizadas en cabeza y extremidades. Suele tener un crecimiento rápido y en ocasiones se extiende a distancia, suele hacerlo a los ganglios regionales y otros órganos distales.(«Sociedad española de Medicina Interna/ Carcinoma epidermoide de piel»)

¿Qué es la piel?

La piel es el órgano de mayor tamaño del cuerpo. Cerca de seis libras (unos 2.7 kilos) de piel cubren 18 pies cuadrados (unos 1.67 metros cuadrados) en un adulto promedio.

La capa exterior de la piel se conoce como epidermis. Protege las capas subyacentes del mundo exterior y contiene células que producen queratina, una sustancia que impermeabiliza y fortalece la piel. La epidermis también tiene células que contienen melanina, la pigmentación oscura que le da a la piel su color. Otras células de la epidermis nos permiten tener el sentido del tacto y brindan inmunidad al cuerpo contra invasores externos como gérmenes y bacterias.

La capa más profunda de la piel se conoce como hipodermis. Contiene las células de grasa, o tejido adiposo, que aíslan al cuerpo y ayudan a conservar el calor. La capa entre la hipodermis y la epidermis se llama dermis. Contiene las células que brindan fuerza, apoyo y flexibilidad a la piel. A medida que una persona envejece, las células de la dermis pierden fortaleza y flexibilidad, lo que causa que pierda su apariencia juvenil.

En la dermis se encuentran los receptores de sensaciones. Permiten al cuerpo recibir estimulación del mundo exterior y experimentar presión, dolor y temperatura. Pequeños vasos sanguíneos proveen nutrientes a la piel y retiran los desechos.

Las glándulas sebáceas producen grasa en la piel, que evita que se seque. La grasa de la glándula sebácea también ayuda a suavizar el pelo y a matar bacterias que podrían entrar por los poros. Estas glándulas de grasa están por todo el cuerpo, excepto en las palmas de las manos y las plantas de los pies. («Componentes de la piel - Medlineplus 2018», s. f.)

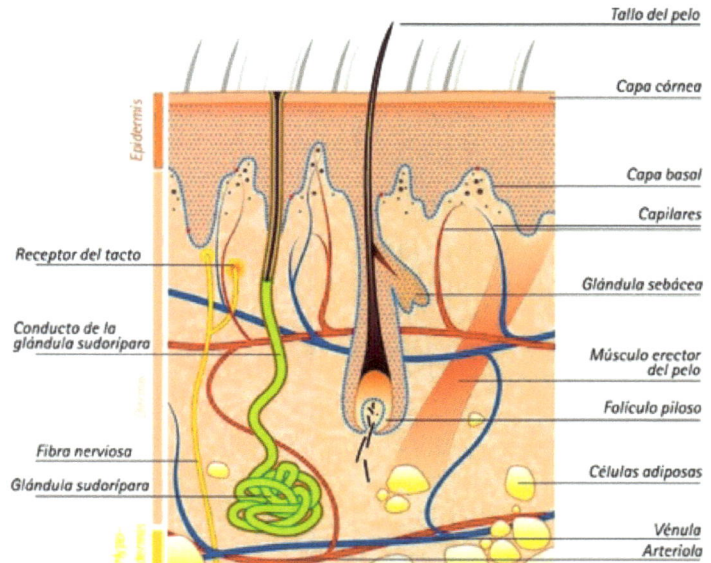

Ilustración I. Anatomía de la piel
Fuente: («Bbraun.es)

¿Qué es el carcinoma epidermoide de piel?
Es una forma común de cáncer de piel que se desarrolla en las células escamosas que componen las capas media y externa de la piel. El carcinoma de células escamosas de la piel generalmente no es mortal, pero puede ser agresivo. Si no se trata puede crecer o diseminarse a otras partes del cuerpo, y esto puede causar complicaciones graves.

Se da como resultado de la exposición prolongada a la radiación ultravioleta (UV), ya sea de la luz solar, de las camas solares o de las lámparas de bronceado. Evitar la luz ultravioleta ayuda a reducir el riesgo de padecer carcinoma de células escamosas de la piel y otras formas de cáncer de piel.(«Carcinoma epidermoide de la piel—Síntomas y causas—Mayo Clinic», s. f.-a)

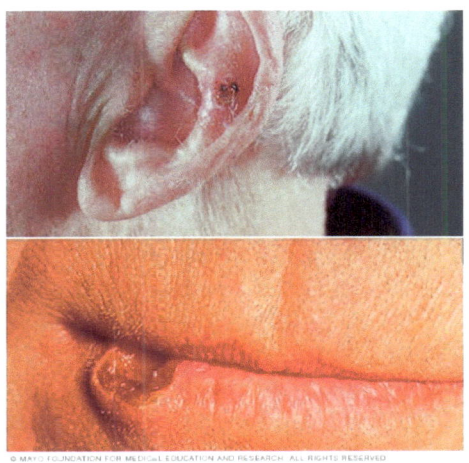

Ilustración II. carcinoma de células escamosas de la piel
Fuente: («Carcinoma epidermoide de la piel —Síntomas y causas—Mayo Clinic», s. f.-b)

¿Cuáles son los factores de riesgo para el desarrollo del carcinoma epidermoide de piel?

Los factores que pueden incrementar el riesgo de padecer carcinoma de células escamosas de la piel incluyen los siguientes:

Piel clara. Cualquier persona, independientemente del color de la piel, puede tener carcinoma de células escamosas de la piel. Sin embargo, tener menos pigmento (melanina) en la piel proporciona menos protección contra la dañina radiación UV.
Si tienes cabello rubio o pelirrojo, ojos claros y pecas o te quemas fácilmente con el sol, tienes más probabilidad de sufrir cáncer de piel, incluido el carcinoma de células escamosas, que una persona con piel más oscura.

Exposición excesiva al sol. Estar expuesto a la luz UV del sol aumenta el riesgo de padecer carcinoma de células escamosas de la piel. Pasar mucho tiempo al sol, en especial si no cubres la piel con ropa o bloqueador solar, aumenta aún más el riesgo de padecer carcinoma de células escamosas de la piel.

Uso de camas solares. Las personas que usan camas solares tienen mayor riesgo de padecer carcinoma de células escamosas de la piel.

Antecedentes de quemaduras por el sol. El hecho de haber tenido una o más quemaduras de sol con ampollas en la niñez o la adolescencia aumenta el riesgo de desarrollar carcinoma de células escamosas de la piel en la adultez. Las quemaduras por el sol en la adultez también son un factor de riesgo.

Antecedentes personales de lesiones cutáneas precancerosas. Tener una lesión cutánea precancerosa, como queratosis actínica o enfermedad de Bowen, aumenta el riesgo de padecer carcinoma de células escamosas de la piel.

Antecedentes personales de cáncer de piel. Si alguna vez tuviste carcinoma de células escamosas de la piel, hay más probabilidades de que lo padezcas nuevamente.

Sistema inmunitario debilitado. Las personas con sistemas inmunitarios debilitados tienen un mayor riesgo de padecer cáncer de piel. Esto incluye a las personas que tienen leucemia o linfoma y a las que toman medicamentos que inhiben el sistema inmunitario, como las que se han sometido a trasplantes de órganos.

Trastorno genético raro. Las personas con xerodermia pigmentosa, que causa una sensibilidad extrema a la luz solar, tienen un riesgo mucho mayor de padecer cáncer de piel. («Mayo Clinic», s. f.)

¿Cuáles son las causas del carcinoma epidermoide de piel?
El carcinoma de células escamosas de la piel ocurre cuando las células escamosas planas y delgadas en las capas medias y externas de la piel desarrollan cambios (mutaciones) en su ADN. El ADN de una célula contiene las instrucciones que le dicen a la célula qué hacer. Las mutaciones les dicen a las células escamosas que crezcan fuera de control y que continúen viviendo cuando las células normales morirían.

La mayoría de las mutaciones del ADN en las células de la piel son causadas por la radiación ultravioleta (UV) que se encuentra en la luz solar y en las lámparas de bronceado y las camas de bronceado comerciales.

Pero la exposición al sol no explica los casos de cáncer de piel que se manifiestan en piel no expuesta comúnmente a la luz del sol. Esto indica que otros factores pueden contribuir al riesgo de padecer cáncer de piel, como tener una afección que debilite el sistema inmunitario.(«Carcinoma epidermoide de la piel—Síntomas y causas —Mayo Clinic», s. f.-a)

¿Cuál es la clínica del carcinoma epidermoide de piel?

El carcinoma de células escamosas de la piel ocurre con mayor frecuencia en la piel expuesta al sol, como el cuero cabelludo, el dorso de las manos, las orejas o los labios. Pero puede ocurrir en cualquier parte del cuerpo, incluso dentro de la boca, en la planta de los pies y en los genitales.

Los signos y síntomas del carcinoma de células escamosas de la piel incluyen:

- Un nódulo rojo y firme
- Una llaga plana con una costra escamosa
- Una nueva llaga o un área elevada en una cicatriz o úlcera antigua
- Un parche áspero y escamoso en el labio que puede evolucionar hasta convertirse en una llaga abierta
- Una llaga roja o un parche áspero dentro de la boca
- Un parche rojo y levantado o una llaga en forma de verruga en el ano o en los genitales. («Carcinoma epidermoide de la piel— Síntomas y causas—Mayo Clinic», s. f.-a)

¿Cómo se diagnostica el carcinoma epidermoide de piel?

Las pruebas y los procedimientos empleados para diagnosticar el carcinoma escamoso de la piel incluyen:

- Exploración física. El médico te hará preguntas sobre tus antecedentes de salud y te examinará la piel en busca de signos de carcinoma escamoso.
- Extraer una muestra de tejido para análisis. Para confirmar un diagnóstico de carcinoma escamoso de la piel, el médico utilizará un instrumento para cortar una parte o la totalidad de la lesión sospechosa en la piel (biopsia). El tipo de procedimiento de biopsia al que te sometas depende de tu situación particular. La muestra de tejido se envía a un laboratorio para examinarla. («Carcinoma epidermoide de la piel—Diagnóstico y tratamiento —Mayo Clinic», s. f.)

¿Cómo se trata el carcinoma epidermoide de piel?
La mayoría de los carcinomas de células escamosas de la piel se pueden extirpar por completo con una cirugía relativamente menor o, en ocasiones, con la aplicación de un medicamento a la piel. El tratamiento más adecuado para ti dependerá del tamaño, la ubicación y la agresividad del tumor, así como de tus propias preferencias.
- Curetaje y electrodesecación
- Terapia láser
- Congelación.
- Terapia fotodinámica
- Escisión simple.
- Cirugía de Mohs.
- Radioterapia
- Quimioterapia
- Terapia con medicamentos con diana específica.
- Inmunoterapia. («Tratamiento del carcinoma de piel de células escamosas/Sociedad americana de cáncer», s. f.)

Referencias Bibliográficas
- Carcinoma epidermoide de la piel—Diagnóstico y tratamiento—Mayo Clinic. (s. f.). Recuperado 4 de noviembre de 2019, de https://www.mayoclinic.org/es-es/diseases-conditions/squamous-cell-carcinoma/diagnosis-treatment/drc-20352486
- Carcinoma epidermoide de la piel—Síntomas y causas—Mayo Clinic. (s. f.-a). Recuperado 4 de noviembre de 2019, de https://www.mayoclinic.org/es-es/diseases-conditions/squamous-cell-carcinoma/symptoms-causes/syc-20352480
- Carcinoma epidermoide de la piel—Síntomas y causas—Mayo Clinic. (s. f.-b). Recuperado 4 de noviembre de 2019, de https://www.mayoclinic.org/es-es/diseases-conditions/squamous-cell-carcinoma/symptoms-causes/syc-20352480
- Carcinoma epidermoide de piel. (s. f.). Recuperado 4 de noviembre de 2019, de https://www.fesemi.org/informacion-pacientes/conozca-mejor-su-enfermedad/carcinoma-epidermoide-de-piel
- Componentes de la piel - Videos de salud: MedlinePlus enciclopedia médica. (s. f.). Recuperado 4 de noviembre de

2019, de https://medlineplus.gov/spanish/ency/anatomyvideos/000029.htm
- Qué saber sobre la piel. (s. f.). Recuperado 4 de noviembre de 2019, de https://www.bbraun.es/es/pacientes/cicatrizacion-de-heridas/que-saber-sobre-la-piel.html
- Tratamiento del carcinoma de piel de células escamosas. (s. f.). Recuperado 4 de noviembre de 2019, de https://www.cancer.org/es/cancer/cancer-de-piel-de-celulas-basales-y-escamosas/tratamiento/carcinoma-de-celulas-escamosas.html

V. CÁNCER DE CÉRVIX

Alvaro Adrián Molina Gaibor

Introducción

El cáncer de cuello uterino es el segundo cáncer más común en mujeres en todo el mundo y afecta principalmente a mujeres menores de 45 años, esta patología se inicia en las células del cuello uterino y en mayor porcentaje se da por la infección del virus del papiloma humano (VPH). En sus etapas tempranas a menudo no presenta sintomatología y es muy probable que se detecte en pruebas de detección cervical. («Cáncer de cuello uterino—Síntomas y causas—Mayo Clinic», s. f.)

¿Qué es el cuello uterino?

El cuello uterino es la parte baja de la matriz (útero). Está localizado en la parte superior de la vagina. Mide aproximadamente 2.5 a 3.5 cm de largo. El canal cervical atraviesa el cuello uterino. Esto permite que la sangre de un periodo menstrual y un bebé (feto) pasen de la matriz hacia la vagina. El canal cervical también permite que el semen pase de la vagina hacia el útero. («MedlinePlus Cuello uterino», s. f.)

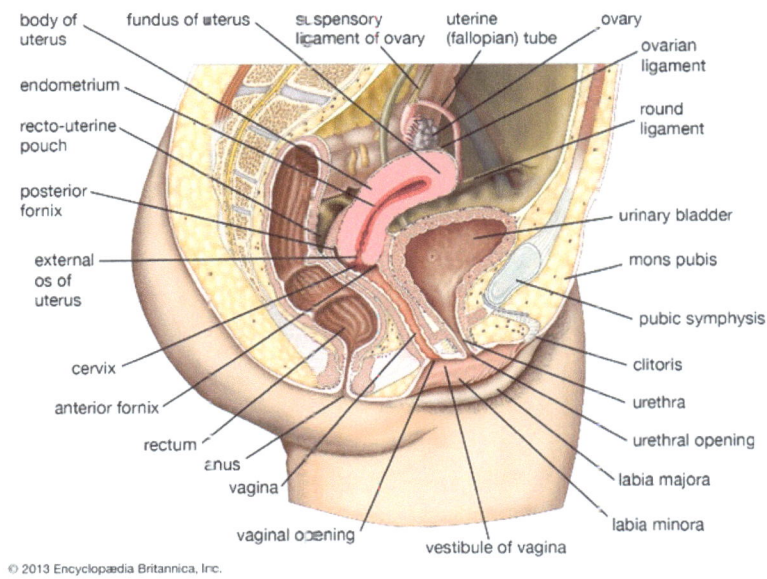

Ilustración I. anatomía del aparato reproductor femenino
Fuente: («Cervix | Definition, Function, Location, Diagram, & Facts», s. f.)

¿Qué es el cáncer de cuello uterino?
Los cánceres de cérvix o cuello del útero también se llaman de acuerdo al tipo de células en donde empezaron. La mayoría de los cánceres del cuello del útero son carcinomas de células escamosas. Las células escamosas son delgadas, planas, y forman la superficie del cuello uterino.

Nuestro organismo está constituido por órganos y éstos a su vez por un conjunto de células, que se dividen de forma regular con el fin de reemplazar a las ya envejecidas o muertas y mantener así la integridad y el correcto funcionamiento de los distintos órganos. Este proceso está regulado por una serie de mecanismos que indican a la célula cuándo comenzar a dividirse y cuándo permanecer estable.

Cuando estos mecanismos se alteran en una célula, ésta y sus descendientes inician una división incontrolada que con el tiempo dará lugar a un tumor o nódulo.

Si estas células además de crecer sin control adquieren la facultad de invadir tejidos y órganos de alrededor (infiltración) y de trasladarse y proliferar en otras partes del organismo (metástasis) se denomina tumor maligno, que es a lo que llamamos cáncer.

Cuando las células tumorales, con capacidad de invadir los tejidos sanos de alrededor y de alcanzar órganos alejados e implantarse en ellos, están ubicadas en el cuello de útero hablamos de cáncer de cérvix o cuello de útero.

Antes del desarrollo definitivo de un cáncer de cérvix, aparecen cambios premalignos en las células, incluso años antes. Estos cambios premalignos pueden denominarse de varias formas: displasia o neoplasia intraepitelial cervical (CIN).

Este tumor maligno puede crecer de varias maneras: crecimiento local, diseminación linfática, diseminación hematógena. («Asociación Española Contra el Cáncer», s. f.)

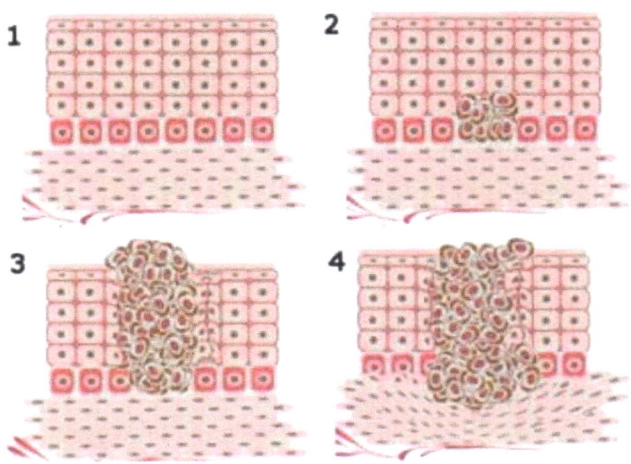

Ilustración II. Mecanismo de proliferación celular descontrolada
Fuente: («Asociación Española Contra el Cáncer», s. f.)

¿Cuál es la Epidemiología del cáncer de cuello uterino?
A nivel mundial se estima que cada año se diagnostican más de medio millón de tumores de cérvix y se producen más de 260.000 muertes, siendo la cuarta causa de fallecimiento por cáncer en las mujeres. A nivel mundial, las áreas de mayor incidencia y mortalidad corresponden a los países menos desarrollados: Latinoamérica, África y Sudeste Asiático. Los países con mayor desarrollo económico presentan menor incidencia. («Día Mundial del Cáncer de Cérvix. Roche», s. f.)

En 2018, más de 72.000 mujeres fueron diagnosticadas de cáncer cervicouterino y casi 34.000 fallecieron por esta enfermedad en la Región de las Américas. (Organización Panamericana de la Salud, Cáncer Cervicouterino 2018 s. f.)

En Ecuador, el cáncer de cérvix ocupa el tercer lugar tras el de mama y tiroides, con un promedio de 141 casos nuevos/año según el último informe del RNT (período 2006 - 2010). En el 2014 ocurrieron 650 defunciones por esta patología. («Día Mundial del Cáncer de Cérvix, Roche», s. f.)

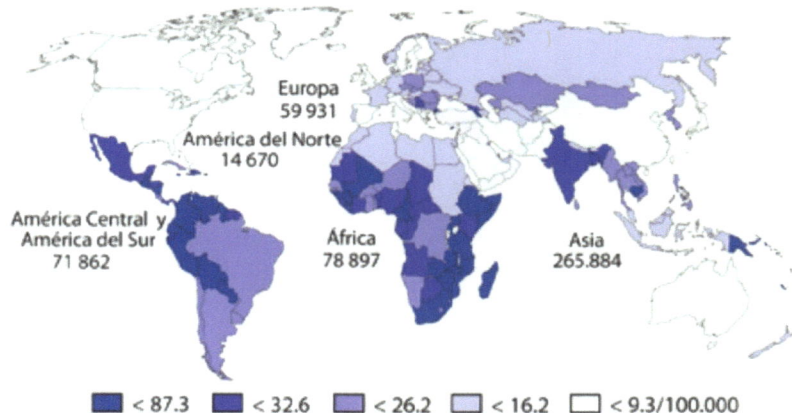

Ilustración III. Epidemiologia mundial del Cáncer de Cérvix.
Fuente: («Planificador de Acción para la Prevención del Cáncer de Cuello Uterino», s. f.)

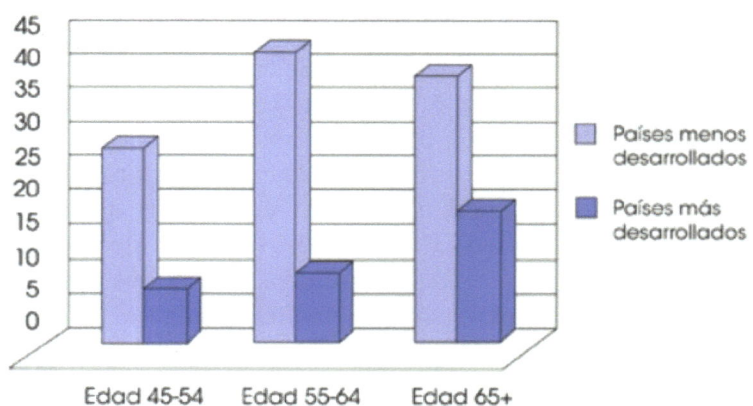

Ilustración IV. Comparación de mortalidad de Cáncer de Cérvix en países en vías de desarrollo con países desarrollados.
Fuente: («Planificador de Acción para la Prevención del Cáncer de Cuello Uterino», s. f.)

¿Cuáles son los factores de riesgo para el desarrollo del cáncer de cuello uterino?
Un factor de riesgo es todo aquello que afecta su probabilidad de padecer una enfermedad, Varios factores de riesgo aumentan su probabilidad de padecer cáncer de cuello uterino. Las mujeres sin

Las mujeres sin estos factores de riesgo raramente padecen dicha enfermedad. Aunque estos factores de riesgo aumentan las probabilidades de padecer cáncer de cuello uterino, muchas mujeres que los tienen, no lo padecen. Cuando una mujer tiene cáncer de cuello uterino o cambios precancerosos, puede que no sea posible indicar que un factor de riesgo en particular haya sido la causa.

Entre ellos tenemos:
- Edad temprana en el primer coito.
- Edad temprana en el primer parto.
- Antecedentes familiares de cáncer de cuello uterino
- Alta cantidad de embarazos.
- Fumar.
- Obesidad
- No realizarse pruebas de detección ni tratar las lesiones precancerosas.
- Uso a largo plazo de anticonceptivos hormonales.
- Uso de dispositivos intrauterinos
- Muchas parejas sexuales; parejas de alto riesgo.
- Infección por el virus de la inmunodeficiencia humana (VIH) u otra infección de transmisión sexual (por ej., virus del herpes o Chlamydia trachomatis).
- Inmunosupresión debido al VIH, otras enfermedades, quimioterapia u otras causas. («American Cancer Society.2016», s. f.)

¿Cuáles son las causas del cáncer de cuello uterino?
El desarrollo de las células humanas normales depende principalmente de la información contenida en el ADN de las células. El ADN es el químico en nuestras células que conforma nuestros genes, y que controla cómo funcionan nuestras células. Nos parecemos a nuestros padres porque de ellos proviene nuestro ADN. Sin embargo, el ADN afecta algo más que sólo nuestra apariencia.

Algunos genes controlan cuándo las células crecen, se dividen y mueren:
- A los genes que ayudan a las células a crecer, dividirse y a mantenerse vivas se les denominan oncogenes.
- Los genes que ayudan a mantener el control del crecimiento celular o que provocan que las células mueran en el momento oportuno se llaman genes supresores de tumores.

Los cánceres pueden ser causados por mutaciones (defectos en los genes) del ADN que activan a los oncogenes o desactivan a los genes supresores de tumores.

El VPH causa la producción de dos proteínas conocidas como E6 y E7, las cuales desactivan a algunos genes supresores de tumores. Esto podría permitir que las células que recubren el cuello uterino crezcan demasiado y desarrollen cambios en genes adicionales, lo que en algunos casos causará cáncer.

Pero el VPH no es la única causa de cáncer de cuello uterino. La mayoría de las mujeres con VPH no padece cáncer de cuello uterino, y otros factores de riesgo (como fumar e infección por VIH) influyen en qué mujeres expuestas a VPH son más propensas a padecer cáncer de cuello uterino.

En los últimos años, los científicos han progresado mucho en el conocimiento de lo que ocurre en las células del cuello uterino cuando se origina el cáncer. Además, han identificado varios factores de riesgo que aumentan las probabilidades de que una mujer pueda padecer cáncer de cuello uterino. («¿American Cáncer Society Causas del cáncer de cuello uterino.2016», s. f.)

¿Cuál es la clínica del cáncer de cuello uterino?
La mayoría de las mujeres no tienen signos ni síntomas de precáncer. En muchas mujeres con cáncer de cuello uterino en estadio temprano, los síntomas generalmente aparecen. En mujeres con cáncer avanzado y metastásico, los síntomas pueden ser más graves dependiendo de los tejidos y órganos a los que se ha diseminado la enfermedad. La causa de un síntoma puede ser una afección médica diferente que no es cáncer, por lo que las mujeres deben buscar atención médica si presentan un nuevo síntoma que no desaparece.

Cualquiera de los siguientes podría ser un signo o síntoma de cáncer de cuello uterino:
- Manchas de sangre o sangrado leve entre o después de la menstruación
- Sangrado menstrual que es más prolongado y abundante que lo habitual

- Sangrado después del coito, el lavado genital o el examen pélvico
- Mayor secreción vaginal
- Dolor durante las relaciones sexuales
- Sangrado después de la menopausia
- Dolor de espalda y/o pélvico persistente y sin razón aparente. («Cáncer de cuello uterino—Síntomas y causas—Mayo Clinic», s. f.)

¿Cómo se diagnostica el cáncer de cuello uterino?
Un resultado anormal de una prueba de Papanicolaou es a menudo el primer paso para encontrar el cáncer de cuello uterino. Este resultado conducirá a pruebas adicionales que pueden diagnosticar el cáncer de cuello uterino.

También se puede sospechar de cáncer de cuello uterino si usted presenta síntomas, como sangrado vaginal anormal o dolor durante el sexo. Su médico de cabecera o ginecólogo a menudo puede realizar las pruebas necesarias para diagnosticar los cánceres y los precánceres. Es posible que también pueda tratar los precánceres.

Si existe un diagnóstico de cáncer invasivo, su doctor le debe referir a un ginecólogo oncólogo, un doctor que se especializa en los cánceres de sistema reproductor femenino.
- Colposcopia
- Biopsias cervicales
- Biopsia colposcópica
- Curetaje endocervical (raspado endocervical)
- Biopsia de cono
- Cistoscopia, proctoscopia y examen bajo anestesia
- Radiografía de tórax
- Tomografía computarizada
- Imágenes por resonancia magnética
- Urografía intravenosa
- Tomografía por emisión de positrones («Pruebas para diagnosticar el cáncer del cuello uterino.American Cancer Society.2016», s. f.)

¿Cómo se trata el cáncer de cuello uterino?
El tratamiento depende de la etapa. Los tratamientos incluyen:
- Cirugía
- Radioterapia
- Quimioterapia. («Cáncer de cuello uterino—Tratamiento—Mayo Clinic», s. f.)

Referencias Bibliográficas
- Cáncer de cuello uterino—Síntomas y causas—Mayo Clinic. (s. f.). Recuperado 27 de octubre de 2019, de https://www.mayoclinic.org/es-es/diseases-conditions/cervical-cancer/symptoms-causes/syc-20352501
- Cervix | Definition, Function, Location, Diagram, & Facts. (s. f.). Recuperado 27 de octubre de 2019, de Encyclopedia Britannica website: https://www.britannica.com/science/cervix
- ¿Conocemos las causas del cáncer de cuello uterino? (s. f.). Recuperado 27 de octubre de 2019, de https://www.cancer.org/es/cancer/cancer-de-cuello-uterino/causas-riesgos-prevencion/que-lo-causa.html
- ¿Cuáles son los factores de riesgo del cáncer de cuello uterino? (s. f.). Recuperado 27 de octubre de 2019, de https://www.cancer.org/es/cancer/cancer-de-cuello-uterino/causas-riesgos-prevencion/factores-de-riesgo.html
- Cuello uterino: MedlinePlus enciclopedia médica. (s. f.). Recuperado 27 de octubre de 2019, de https://medlineplus.gov/spanish/ency/article/002317.htm
- Día Mundial del Cáncer de Cérvix. (s. f.). Recuperado 27 de octubre de 2019, de https://www.roche.com.ec/es/medios_de_comunicacion/dia-mundial-del-cancer-de-cervix.html
- Gomez, A., & https://www.facebook.com/pahowho. (s. f.). OPS/OMS | Cáncer Cervicouterino. Recuperado 27 de octubre de 2019, de Pan American Health Organization / World Health Organization website: https://www.paho.org/hq/index.php?option=com_content&view=article&id=5420:2018-cervical-cancer&Itemid=3637&lang=es
- Planificador de Acción para la Prevención del Cáncer de Cuello Uterino. (s. f.). Recuperado 27 de octubre de 2019, de http://www.rho.org/aps/learn-basics.htm

- Pruebas para diagnosticar el cáncer del cuello uterino. (s. f.). Recuperado 27 de octubre de 2019, de https://www.cancer.org/es/cancer/cancer-de-cuello-uterino/deteccion-diagnostico-clasificacion-por-etapas/como-se-diagnostica.html
- ¿Qué es el cáncer de cérvix? (s. f.). Recuperado 27 de octubre de 2019, de https://www.aecc.es/es/todo-sobre-cancer/tipos-cancer/cancer-cervix/que-es-cancer-cervix

VI. CIRUGÍA ONCOLÓGICA

Alice Susana León Esteves y
Susana Sumoy Esteves Diaz

¿Qué es la cirugía oncológica?

La cirugía oncológica se desarrolló como una rama de la cirugía general, como parte fundamental en el manejo multidisciplinario de los pacientes con cáncer, donde se extirpa el tumor y el tejido que lo rodea durante una operación. La cirugía es el tipo más antiguo de tratamiento contra el cáncer, en la actualidad puede coadyuvar con la ayuda de la radioterapia, quimioterapia, terapias sistémicas, incluyendo las terapias dirigidas a blancos moleculares; estas terapias no quirúrgicas se utilizan como terapia neoadyuvante; es decir para poder reducir el tamaño del tumor antes de la cirugía y como terapia adyuvante; es decir la cirugía se realiza después para poder asegurar que se eliminen en gran cantidad células neoplásicas. (Cancer.Net, 2018)

Por lo tanto la cirugía oncológica hoy en día sigue siendo muy efectiva para tratar diferentes tipos de cáncer, pero se necesita el enfoque multidisciplinario entre el cirujano oncológico, oncólogo médico y el radioterapeuta, para poder elegir la correcta terapéutica y ayudar al paciente a tener un mejor estilo de vida. (Palacios-Espinosa, 2015)

Motivos para realizar una cirugía oncológica

Existen diferentes y muy variados motivos para poder realizar la cirugía oncológica como:

- La prevención de cáncer.
- Para diagnosticar el cáncer se debe realizar una de biopsia, que es el método que confirma el tipo de cáncer.
- Para evaluar y determinar la extensión de la enfermedad.
- Para extirpar una pequeña o gran parte del cáncer.
- Para el tratamiento ya sea definitivo o paliativo.
- Para terapia neoadyuvante.
- Para terapia adyuvante.
- Para recuperar las funciones de las distintas partes del órgano o del cuerpo.

La cirugía puede curar el cáncer si no se ha metastatizado, sin embargo es imprescindible saber si el cáncer se ha diseminado o no antes de la cirugía. Por lo general, durante la cirugía, se extirpan los ganglios linfáticos que se encuentran en la periferia del tumor los cuales se denomina ganglios centinelas, si da positivo, existe una alta probabilidad de recidivas y es necesario la administración de quimioterapia o radioterapia para prevenirla. La oncología quirúrgica no es el tratamiento de elección para todos los tipos de cáncer, algunos dependiendo su tamaño, forma, número o localidad se encuentran en lugares inaccesibles y por ello no podrán ser resecados, o podrían requerir la extirpación de todo un órgano. En estos casos se trata de reducir la mayor parte del tumor para que la quimioterapia o la radioterapia sean mucho más efectiva. (Gale, 2018)

¿Qué es la biopsia de tumor extirpado?
"Solo se puede afirmar que un paciente tiene cáncer cuando existe una biopsia que lo confirme". Por lo tanto, es obligación del cirujano oncológico obtener esta confirmación por el resultado histopatológico que lo compruebe. Siempre que se debe escoger el método menos invasivo, más sencillo, y más barato. Los distintos tipos son los siguientes:

1. Biopsia por aspiración con aguja fina (BACAF). Consiste en la introducción de una aguja de pequeño calibre en la lesión para obtener células que ayuden a orientar el diagnostico.
2. Biopsia con aguja gruesa (Core o Tru-cut). Consiste en la introducción de una aguja automática que toma una porción cilíndrica del tejido, y puede ser guiada por imágenes.
3. Biopsia por incisión. Consiste en una toma de una porción del tumor, no se debe tomar el centro de la lesión porque suele haber ya necrosis (tejido muerto) y se realiza en sacabocados, se realizan por métodos endoscópicos.
4. Biopsia por escisión. Consiste en la extracción total y completa de la lesión.

Para poder realizar la biopsia se debe tener en cuenta los principios oncológicos (margen adecuado, el respectivo funcionamiento y lo estético). (Correa JC, 2016)

Tipos de cirugía para extirpar tumores
Actualmente existen muchos métodos quirúrgicos para tratar el cáncer y las afecciones precancerosas, y se siguen estudiando nuevos métodos que ayuden a disminuir los efectos secundarios en los pacientes para brindarles una calidad de vida óptima. Entre los más usados tenemos:

- Criocirugía. Durante este tipo de intervención quirúrgica el cirujano utiliza nitrógeno líquido o una sonda fría, para congelar y destruir las células cancerosas o precancerosas.
- Electrocirugía. El cirujano utiliza corrientes eléctricas de alta frecuencia para destruir las células cancerosas.
- Cirugía láser. Se utiliza haces de luz de alta intensidad para encoger o vaporizar las células cancerosas.
- Cirugía de Mohs. Comprende la extirpación muy cuidadosa del cáncer capa por capa y evalúa bajo un microscopio hasta ver que ya no hayan células cancerígenas.
- Cirugía laparoscópica. Se utiliza un laparoscopio para ver dentro de la cavidad sin realizar incisiones de gran tamaño, la cirugía laparoscópica se utiliza para el diagnóstico, estatificación, tratamiento y alivio de los síntomas.
- Cirugía robótica. El cirujano usa controles manuales maniobrándolos con el fin que el robot lleve a cabo la operación, utilizando una imagen tridimensional de la zona que se opera, esto permite llegar a zonas de difícil acceso.
- Cirugía por orificios naturales. Se introducen los instrumentos quirúrgicos a través de un orificio natural (boca, recto o la vagina), para operar los órganos sin necesidad de cortar piel. ((MFMER)., 2019)

Cuando operar

Se debe de tomar en cuenta distintos conceptos preoperatorios y operatorios.

Aspectos técnicos del acto preoperatorio que se deben conocer:

Operable: el paciente está en condiciones de sobrevivir la cirugía que requiere.

Inoperable: el riesgo vs beneficio es mayor.

Resecable: de acuerdo al equipo multidisciplinario, se logra constatar mediante el análisis clínico, bioquímico y por imágenes que el tumor es resecable, es decir se puede extirpar.

Irresecable: cuando por el tamaño, numero o localización de la lesión, no se puede extirpar.

Aspectos técnicos de la oncología quirúrgica en el acto quirúrgico que se deben conocer:

Resecable: La disección quirúrgica confirma nuestra sospecha clínica, bioquímica y por imágenes.

Curativo: la resección es total, se logra extraer el tumor en su totalidad, y no queda enfermedad visible.

Paliativo: la resección quirúrgica se realiza con la finalidad de conservar la calidad y estilo de vida del paciente y prevenir múltiples complicaciones.

Irresecable: la disección quirúrgica demuestra que la lesión ya sea por su número, tamaño o localidad no puede ser extirpado. (Carmignani, 2018)

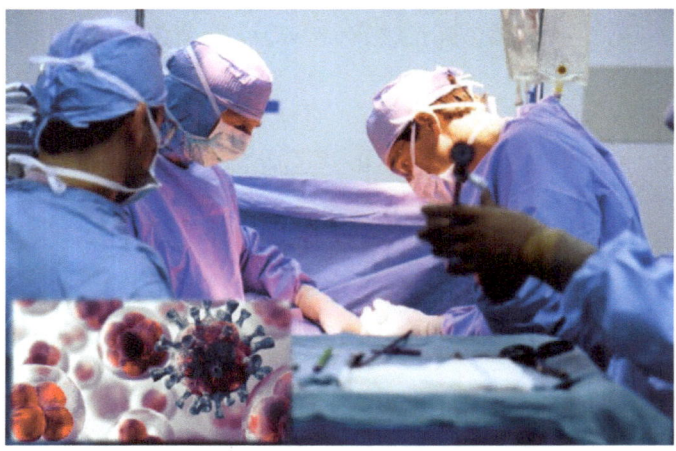

Ilustración 1 Cirugía Oncológica
(Gativ, 2017)

Efectos secundarios de la cirugía

La cirugía oncológica como toda intervención quirúrgica tiene beneficios, riesgos y efectos secundarios, en la actualidad, hay métodos de cirugías mínimamente invasivas, que se realizan por vía laparoscópica, la cual permite una pronta y mejor recuperación.

CIRUGÍA	RADIOTERAPIA	QUIMIOTERAPIA
Alteraciones de la masticación y deglución	Alteraciones de medicación y la deglución	Alteraciones del olfato y del gusto
Estenosis esofágica	Mucositis	Náuseas
Fístulas	Xerostomía	Vómitos
Diarreas	Odinofagia	Estomatitis
Malabsorción	Colitis	Mucositis
Déficit vitamínico y mineral	Proctitis	Calambres abdominales
Síndrome del vaciamiento rápido	Fístulas	Diarrea
Síndrome del intestino corto	Vómitos	Malabsorción
	Diarrea	Estreñimiento
	Enteritis	Anorexia
	Osteorradionecrosis	

Ilustración 2 Efectos adversos de los tratamientos antineoplásicos
Fuente: (Luna, 2006)

Entre los efectos más frecuentes se encuentran:
- El dolor
- La fatiga
- Pérdida de apetito
- Hinchazón alrededor del extirpe de la lesión.
- Drenaje en el lugar de la cirugía.
- Hematoma alrededor de la cirugía.
- Entumecimiento.
- Sangrado.
- Infección en el sitio quirúrgico.
- Linfedema.
- Disfunción de órganos.

Referencias Bibliográficas

- (MFMER)., M. F. (2019). Cirugía contra el cancer: Extirpación física del cáncer.
- Cancer.Net, J. e. (06 de junio de 2018).
- Correa JC, F. J. (2016). Principios de cirugía oncológica. Revista Colombiana.
- Colucci, G., Gebbia, V., Paoletti, G., Giuliani, F., Caruso, M., Gebbia, N., ... & Borsellino, N. (2005). Phase III randomized trial of FOLFIRI versus FOLFOX4 in the treatment of advanced colorectal cancer: a multicenter study of the Gruppo Oncologico Dell'Italia Meridionale. Journal of Clinical Oncology, 23(22), 4866-4875.
- Falcone, A., Ricci, S., Brunetti, I., Pfanner, E., Allegrini, G., Barbara, C., ... & Cortesi, E. (2007). Phase III trial of infusional fluorouracil, leucovorin, oxaliplatin, and irinotecan (FOLFOXIRI) compared with infusional fluorouracil, leucovorin, and irinotecan (FOLFIRI) as first-line treatment for metastatic colorectal cancer: the Gruppo Oncologico Nord Ovest. Journal of Clinical Oncology, 25(13), 1670-1676.
- Gale, R. P. (07 de 2018). Manual MSD.
- Gativ. (2017).
- Kopetz, S., Hoff, P. M., Morris, J. S., Wolff, R. A., Eng, C., Glover, K. Y., ... & Lieu, C. (2010). Phase II trial of infusional fluorouracil, irinotecan, and bevacizumab for metastatic colorectal cancer: efficacy and circulating angiogenic biomarkers associated with therapeutic resistance. Journal of clinical oncology, 28(3), 453.
- Luna, G. (2006).
- Palacios-Espinosa, X., González, M. I., & Zani, B. (2015). Las representaciones sociales del cáncer y de la quimioterapia en la familia del paciente oncológico. Avances en psicología Latinoamericana, 33(3), 497-515.

www.ingramcontent.com/pod-product-compliance
Lightning Source LLC
Chambersburg PA
CBHW040320220526

45473CB00009B/2501